Peter Carl Simons

Chlorophyll - Gesundheit ist grün

Das grüne Blut - ein entscheidender
Gesundheitsfaktor und Energie-Lieferant

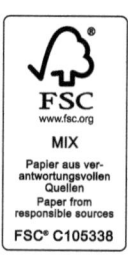

Bibliografische Information der Deutschen Nationalbibliothek:

Die Deutsche Nationalbibliothek verzeichnet diese Publikation in der Deutschen Nationalbibliografie; detaillierte bibliografische Daten sind im Internet über http://dnb.dnb.de abrufbar.

© 2015 Peter Carl Simons

Foto: © Lukas Gojda
Umschlaggestaltung: Sophia Valkova
Lektorat: Annette Scholonek

Herstellung und Verlag: BoD –
Books on Demand, Norderstedt

ISBN: 978-3-7347-8951-9

Das Werk einschließlich aller Inhalte ist urheberrechtlich geschützt. Alle Rechte vorbehalten. Nachdruck oder Reproduktion (auch auszugsweise) in irgendeiner Form (Druck, Fotokopie oder anderes Verfahren) sowie die Einspeicherung, Verarbeitung, Vervielfältigung und Verbreitung mit Hilfe elektronischer Systeme jeglicher Art, gesamt oder auszugsweise, ist ohne ausdrückliche schriftliche Genehmigung des Verlages untersagt. Alle Übersetzungsrechte vorbehalten.

Die Benutzung dieses Buches und die Umsetzung der darin enthaltenen Informationen erfolgt ausdrücklich auf eigenes Risiko. Der Verlag und auch der Autor können für etwaige Unfälle und Schäden jeder Art, die sich beim Besuch von in diesem Buch aufgeführten Orten ergeben (z.B. aufgrund fehlender Sicherheitshinweise), aus keinem Rechtsgrund eine Haftung übernehmen. Rechts- und Schadenersatzansprüche sind ausgeschlossen.

Das Werk inklusive aller Inhalte wurde unter größter Sorgfalt erarbeitet. Dennoch können Druckfehler und Falschinformationen nicht vollständig ausgeschlossen werden. Der Verlag und auch der Autor übernehmen keine Haftung für die Aktualität, Richtigkeit und Vollständigkeit der Inhalte des Buches, ebenso nicht für Druckfehler. Es kann keine juristische Verantwortung sowie Haftung in irgendeiner Form für fehlerhafte Angaben und daraus entstandenen Folgen vom Verlag bzw. Autor übernommen werden. Für die Inhalte von den in diesem Buch abgedruckten Internetseiten sind ausschließlich die Betreiber der jeweiligen Internetseiten verantwortlich.

Inhaltsverzeichnis

Vorwort	**9**
Chlorophyll – die Entdeckung	**12**
Chlorophyll - der grüne Bruder unseres Blutes	**18**
Anwendungsbereiche von Chlorophyll	**20**
Anti-Aging	*20*
Krebsvorsorge	*21*
Entgiftende Wirkung	*21*
Bildung von Blut	*21*
Körpergerüche	*22*
Darmreinigung	*22*
Parodontose	*23*
Entsäuerung	*25*
Flüssigkeitshaushalt des Körpers	*27*
Übergewicht	*28*
Weitere Anwendungsgebiete und Nebenwirkungen	*30*
Chlorophyll – Lieferanten in der Natur	*32*
AFA – die grüne Spanalge	*34*
Spirulina	*36*

Chlorella 37

Weizengras 39

Gerstengras 40

Alfalfa – die Luzerne 42

Ginkgo biloba 43

Green Smoothies 46

Worauf Sie achten sollten 48

Literaturverzeichnis 50

Vorwort

Liebe Leserin, lieber Leser,

der wohl am meisten unterschätzte Vitalstoff[1] auf diesem Planeten ist das Chlorophyll. Viele Menschen nehmen regelmäßig Vitamine, Mineralstoffe und Spurenelemente zur Unterstützung ihrer Gesundheit zu sich. Chlorophyll aber, das für die menschliche Gesundheit von entscheidender Bedeutung ist, wird kaum beachtet. Zugleich werden die chlorophyllreichen

---

[1] Wikipedia: »Vitalstoffe sind überwiegend als Biokatalysatoren in Zellen und Geweben bei Anwesenheit von Wasser, Sauerstoff und Kohlensäure (letztere bei Pflanzen) wirksame lebenswichtige Bestandteile. Dazu gehören nach bisherigen Feststellungen: Enzyme, Co-Enzyme, Vitamine, Hormone, exogen-essentielle Aminosäuren, exogen-essentielle Fettsäuren, Haupt- und Spurenelemente, Duft- und Geschmacksstoffe.«

Pflanzen wie Grünkohl, Große Brennnessel, Petersilie oder Spinat immer seltener konsumiert und wenn doch, dann oft in einer Art zubereitet, welche die enthaltenen Wirkstoffe weitgehend vernichtet.

Die Erfahrung aus der Natur zeigt, dass selbst Raubtiere ohne die Aufnahme von Pflanzenstoffen – und dabei besonders Chlorophyll – kein gesundes Leben führen können. Umso mehr trifft dies auf Allesfresser wie Primaten oder Menschen zu. Der stetig abnehmende Konsum natürlicher Pflanzenstoffe, und besonders von Chlorophyll, birgt ein erhebliches Risiko für die Gesundheit. Dabei ist Chlorophyll für viele Prozesse unseres Körpers enorm wichtig. Es wirkt sich entscheidend auf den Sauerstoffwechsel und damit auf die Versorgung unserer Zellen aus, was wiederum für deren Funktionsweise grundlegend ist.

Deshalb ist es nicht verwunderlich, dass Chlorophyll auch »das grüne Blut« genannt wird. Wie Blut ist es überlebensnotwendig.

In diesem Buch zeige ich Ihnen die Gründe auf, warum Chlorophyll für Ihre Lebenserwartung und Ihre Gesundheit von entscheidender Bedeutung ist und wie Sie sicherstellen, dass Ihr Körper ausreichend von diesem wundervollen Vitalstoff erhält.

Ich wünsche Ihnen Gesundheit und ein glückliches Leben!

Ihr Peter Carl Simons

Chlorophyll – die Entdeckung

Der englische Forscher Joseph Priestley[2] entdeckte 1771 die Photosynthese[3]. Seine For-

---

[2] Wikipedia: »Joseph Priestley (* 24. März 1733 in Birstall bei Leeds, England; † 6. Februar 1804 in Northumberland County (Pennsylvania), USA) war ein englisch-amerikanischer Theologe des Unitarismus, Philosoph, Chemiker und Physiker. Priestley beschrieb erstmals die Darstellung und Wirkung des Sauerstoffs. Er entdeckte Darstellungsmöglichkeiten für zahlreiche weitere Gase: Stickstoffdioxid, Kohlenstoffmonoxid, Chlorwasserstoff, Ammoniak, Schwefelwasserstoff, Schwefeldioxid, Siliziumtetrafluorid.«

[3] Wikipedia:

»Die Photosynthese oder Fotosynthese (altgriechisch φῶς phōs ›Licht‹ und σύνθεσις sýnthesis ›Zusammensetzung‹) ist die Erzeugung von energiereichen Stoffen aus energieärmeren Stoffen mithilfe von Lichtenergie. Sie wird von Pflanzen, Algen und einigen Bakterien betrieben. Bei diesem biochemischen Vorgang wird zunächst mit Hilfe von den lichtabsorbierenden Farbstoffen Chlorophyll oder Bakteriochlorophyll Lichtenergie in chemische Energie umgewandelt. Diese wird dann unter anderem zum Aufbau energiereicher organischer Verbindungen – sehr oft Kohlenhydrate - aus energiearmen, anorganischen Stoffen, hauptsächlich aus Kohlenstoffdioxid CO_2 (Kohlenstoffdioxid-Assimilation) und Wasser H_2O, verwendet. Da die energiereichen organischen Stoffe zu Bestandteilen des Lebewesens werden, bezeichnet man deren Synthese als Assimilation.«

»Im 18. Jahrhundert war bekannt, dass Tiere nicht in verschlossenen Glasbehältern überleben konnten. Priestley stellte fest, dass Pflanzen gut in abgeschlossenen Glasbehältern überleben konnten. Priestley untersuchte mit dem Holländer Jan Ingenhousz (ab 1779) die Gasbildung in Abhängigkeit von den Lichtverhältnissen (Photosynthese). Er stellte auch Versuche mit dem entstandenen Gas an, das er dephlogistierte Luft (Sauerstoff) nannte. Eine Maus überlebte in dieser geschlossen Gas-Atmosphäre und eine brennende Kerze verlosch nicht. Er atmete das Gas auch selbst ein und fühlte dabei eine Besserung im Brustraum. Priestley erkannte die Gefahr der Atmung von sehr vielen Lebewesen auf der Erde und den Nutzen der Pflanzen: Der Schaden, der der schungen wurden später von anderen Forschern aufgegriffen und weitergeführt. So erkannte Jan Ingenhousz die zentrale Rolle, die Licht für die Photosynthese spielte. Jean Senebier ermittelte die Bedeutung von CO_2 in der Photosynthese, Théodore de Saussure den Einfluss von Wasser und Julius Robert Mayer fand heraus, dass Pflanzen während der Photosynthese Sonnenenergie in chemische Energie umwandelten, welche die Grundlage für ihr Leben bildet.

Nachdem Forscher auch entdeckt hatten, dass Chlorophyll[4] chemisch einen ähnlichen Aufbau

---

Atmosphäre ständig durch die Atmung einer solch großen Zahl von Lebewesen ... und durch die Verwesung pflanzlicher und tierischer Stoffen zugefügt wird, wird, zumindest teilweise, durch das Pflanzenwachstum wiedergutgemacht.«

[4] Wikipedia: »Erste Beschreibungen eines ›Farbestoff‹ [sic], der durch Ethanol (›Weingeist‹) extrahiert werden kann und unter Lichteinfluss zersetzt wird, finden sich bei Heinrich Friedrich Link in seinem Buch ›Grundlehren der Anatomie

wie das Hämoglobin im Blut aufweist[5], entstanden Spekulationen, dass Chlorophyll ebenso für die menschliche Gesundheit von Bedeutung sein könnte. Diese Spekulationen haben sich längst erhärtet. Insbesondere der deutsche Chemie-Nobelpreisträger Hans Fischer[6]

---

und Physiologie der Pflanzen‹, Göttingen 1807. Ebenso findet man uneindeutige Nachweise, dass Joseph Louis Proust den grünen Farbstoff als ›Fécule‹ beschrieben hat. Pierre Joseph Pelletier und Joseph Bienaimé Caventou extrahierten den Stoff erneut und nannten ihn Chlorophyll. Erste Studien über die chemische Struktur des Chlorophylls stammen von Richard Willstätter (1913). Der Chemiker Hans Fischer nahm Willstätters Forschungen in den 1930er Jahren wieder auf, 1940 konnte er die Struktur des Moleküls aufklären. Fischers Forschungsergebnisse wurden 1960 durch Robert B. Woodwards Chlorophyllsynthese bestätigt.«

[5] Die chemische Struktur weicht nur so ab, dass das zentrale Atom bei Chlorophyll Magnesium und beim Hämoglobin Eisen ist.

[6] Wikipedia: »Hans Fischer (* 27. Juli 1881 in Höchst am Main; † 31. März 1945 in München) war ein deutscher Chemiker und Mediziner. Für

(1881-1945) erlangte bei seiner Forschung in diesem Bereich bahnbrechende Erkenntnisse.

Schon früh gab es Ansätze, seine Erkenntnisse umzusetzen. Bereits in den 1940er-Jahren wurde Menschen mit künstlichem Darmausgang die Einnahme von Chlorophyll empfohlen, um den unangenehmen entweichenden Geruch zu reduzieren. Auch Menschen mit Trimethylaminurie[7] wurde Chlorophyll gereicht. Obwohl die

---

seine Arbeiten ›über den strukturellen Aufbau der Blut- und Pflanzenfarbstoffe und für die Synthese des Hämins‹ wurde Fischer 1930 mit dem Nobelpreis für Chemie geehrt. (...) Fischer nahm auch die von Richard Willstätter begonnen [sic] Forschungen über Chlorophyll wieder auf, 1940 konnte er die Struktur des Moleküls aufklären. Seine Forschungsergebnisse wurden 1960 durch Robert B. Woodwards Chlorophyllsynthese bestätigt.«

[7] Wikipedia: »An Trimethylaminurie bzw. auch dem sogenannten ›Fischgeruch‹-Syndrom erkrankte Patienten riechen nach altem Fisch. Sie sondern über Körperflüssigkeiten wie Schweiß oder Urin abnormale Mengen Trimethylamin ab.«

Behandlung nicht in hundert Prozent der Fälle den gewünschten Erfolg brachte, gab es viele positive Berichte. Der oft gehörte Rat, als Hausmittel Chlorophyll-Tabletten nach dem Verzehr von Knoblauch oder ähnlichen Nahrungsmitteln einzunehmen, geht auf denselben Ansatz zurück.

Chlorophyll - der grüne Bruder unseres Blutes

Wie bereits dargelegt, besitzen Chlorophyll und Hämoglobin eine ähnliche chemische Struktur. Trotz ihres komplexen Aufbaus unterscheiden sie sich nur durch das zentrale Atom. Während dies beim Hämoglobin ein Eisen-Atom (Fe) ist, das die Atmung und den Sauerstofftransport beim Menschen ermöglicht, ist es beim Chlorophyll der Pflanzen das Magnesium (Mg). Dieses ermöglicht es der Pflanze, das von Menschen und Tieren ausgeatmete Kohlendioxid (CO_2) wieder in Sauerstoff (O_2) umzuwandeln.

Chlorophyll hat die Fähigkeit, Sonnen- und Lichtenergie aufzunehmen und in einer Weise zu transformieren, dass der menschliche Organismus sie verwerten kann. Die daraus resultierende Energie kann der Mensch wiederum nutzen. Der einfachste Weg ist es, chlorophyllreiche Pflanzen zu kauen und die wertvollen Pflanzenstoffe durch den Speichel für den Körper optimal verwertbar zu machen.

Anwendungsbereiche von Chlorophyll

Neben den bereits erwähnten frühen Anwendungen von Chlorophyll (die selbstverständlich auch heute noch Sinn machen) haben auch unzählige Forscher, Ärzte und Heilpraktiker aus aller Welt verschiedene positive Auswirkungen auf den menschlichen Körper beschrieben.[8]

Anti-Aging

Durch die Fähigkeit, freie Radikale zu binden, beugt Chlorophyll manchen degenerativen Erkrankungen und frühzeitigem Altern vor. Es gibt Forschungsergebnisse, die eine lebensver-

---

[8] Achtung: Es wird hier ausdrücklich von jeder Selbstmedikation abgeraten. Der Einsatz von Vitalstoffen sowie alternativen Heilmitteln sollte immer in Absprache mit einem behandelnden Arzt erfolgen.

längernde Wirkung vermuten lassen.

Krebsvorsorge

In klinischen Versuchen hat sich gezeigt, dass Chlorophyll das Wachstum einiger Krebszellen verhindert. Außerdem reduziert es die krebsfördernde Wirkung mancher Nahrungsmittel und Umweltgifte.

Entgiftende Wirkung

Chlorophyll entgiftet den Körper. Es unterstützt ihn dabei, giftige Stoffe, ungesunde Nahrungsmittel, aber auch Infektionen zu bekämpfen.

Bildung von Blut

Chlorophyll fördert die Bildung und Reinigung von Blut. Dadurch optimiert es sowohl den

Sauerstoffhaushalt wie auch das allgemeine Wohlbefinden.

Körpergerüche

Chlorophyll neutralisiert viele Körpergerüche. Besonders positive Ergebnisse zeigen sich bei der Behandlung von Mundgeruch, Fußgeruch, Schweiß im Genitalbereich und unter den Armen, aber auch bei Gerüchen, die durch eine schlechte Verdauung entstehen.

Darmreinigung

Chlorophyll wirkt sich positiv auf den Darm aus. Es reinigt den Verdauungstrakt und fördert die Darmperistaltik[9]. Wer regelmäßig Chlorophyll

---

[9] Wikipedia: »Im Gegensatz zu der gleichmäßigeren Peristaltik des Dünndarmes wird der Dickdarminhalt durch periodische Massenbewegungen angetrieben. Sie treten etwa ein- bis dreimal pro Tag im Dickdarm auf

zu sich nimmt, leidet seltener an Verstopfung. Die Ablagerung von Faulstoffen, Schlacken und Kotsteinen wird stark reduziert oder entfällt sogar ganz.

Parodontose

Parodontose ist eine Herausforderung, der viele Menschen trotz regelmäßiger Zahnreinigung nicht Herr werden. Obwohl die Industrie uns Zahnpasten und Tinkturen als Vorsorge empfiehlt, stellen viele Nutzer fest, dass selbst bei vollständiger Umsetzung der Anwendungshinweise immer wieder »Taschen« bis über 1 Zentimeter Länge entstehen. Die in den Parodontosetaschen hausenden, anaeroben Bakterien (insb. Aggregatibacter actinomycetemcomitans[10]) sind zu einem guten Teil ebenfalls für

---

und treiben den Darminhalt zum Rektum voran.«

[10] Wikipedia (en): »Aggregatibacter actinomycetemcomitans (previously Actinobacillus actinomycetemcomitans) is a

Mundgeruch verantwortlich.

Die Forschung weiß heute, dass in den Zahnfleischtaschen ein Sekret, das Sulkusfluid, ausgeschieden wird. Es ist ein Abbauprodukt aus dem Darm, welches vom Blut transportiert

---

Gram-negative, facultative nonmotile, rod-shaped oral commensal often found in association with localized aggressive periodontitis, a severe infection of the periodontium, although it is also associated with nonoral infections. Its role in periodontitis was first discovered by Danish-born periodontist Jørgen Slots, a professor of dentistry and microbiology at the University of Southern California School of Dentistry.«

»Bacterium actinomycetem comitans‹ was described by Klinger (1912) as coccobacillary bacteria isolated together with Actinomyces from actinomycotic lesions of man. It was reclassified as Actinobacillus actinomycetemcomitans by Topley & Wilson (1929) and as Haemophilus actinomycetemcomitans by Potts et al. (1985). The species has attracted attention because of its association with localized aggressive periodontitis.«

wird. Namhafte Forscher gehen von einem engen Zusammenhang mit Fäulnisprozessen im Darm aus und haben festgestellt, dass sich die Entzündungen durch eine Darmsanierung – insbesondere bei der Einnahme von Chlorophyll – in vielen Fällen zurückbilden.

Dadurch kann es dem Körper gelingen, die Parodontosetaschen mit seinen Selbstheilungskräften zu schließen. Schon durch das regelmäßige Gurgeln mit in Wasser gelöstem Chlorophyll lässt sich bei vielen Menschen das Zahnfleischbluten reduzieren.

Entsäuerung

Es ist längst bekannt, dass die Mehrheit der Menschen in unserem Kulturkreis unter teils erheblicher Übersäuerung leidet. Einerseits nehmen wir immer mehr Lebensmittel zu uns, die zur Übersäuerung des Körpers führen, andererseits enthalten selbst Obst und Gemüse längst nicht mehr dieselben basischen Werte wie früher. Die hohen Abgase der Industrie führen zum bekannten »sauren Regen«, der die Produkte der Landwirtschaft beeinträchtigt und manche regelrecht versauert.

In Kombination mit der Tatsache, dass wir immer weniger Sport treiben, der überschüssige Säure durch Schweiß reduziert, verursacht dies bei der Mehrheit der Menschen eine starke Übersäuerung.

Chlorophyll hat eine positive Auswirkung auf den Säure-Basen-Haushalt. Damit es seine optimale Wirkung entfaltet, empfiehlt die Mehrzahl der Fachleute, es über den Tag verteilt einzunehmen.

Flüssigkeitshaushalt des Körpers

Ein ausgeglichener Flüssigkeitshaushalt ist für unsere Gesundheit sehr wichtig. Doch mit zunehmendem Alter kann der menschliche Körper Wasser immer schlechter speichern. Als Folge davon wird unser Blut dickflüssiger, Zellen verkleinern sich und Zellzwischenräume schrumpfen. Auch das Gehirnvolumen reduziert sich und die Elastizität des Bindegewebes nimmt ab.

Der einfache Rat »mehr zu trinken« geht leider oft ins Leere. Viele Menschen ab etwa fünfzig stellen fest, dass jede Wasseraufnahme schnell zu einem entsprechenden Harnfluss führt. Der Körper büßt einen Teil seiner Fähigkeit ein, Wasser aufzubewahren.

Nach aktuellen Forschungen hat Chlorophyll einen positiven Einfluss auf die Fähigkeit des Körpers, Wasser zu speichern. Daneben beobachtet man auch eine Verbesserung der Fließeigenschaft des Blutes, was wiederum das Infarktrisiko senkt.

Übergewicht

Bereits Paracelsus[11] wusste: »Der Mensch ist,

---

[11] Wikipedia: »Philippus Theophrastus Aureolus Bombastus von Hohenheim, getauft als Theophrastus Bombastus von Hohenheim (* vermutlich 1493[1] in Egg, Kanton Schwyz; † 24. September 1541 in Salzburg), genannt Paracelsus, war ein Arzt, Alchemist, Astrologe, Mystiker, Laientheologe und Philosoph. Das Wissen und Wirken des Paracelsus gilt als überaus umfassend. Seine Heilungserfolge waren legendär, trugen ihm aber auch erbitterte Gegnerschaft durch etablierte Mediziner und Apotheker ein, zusätzlich verschärft durch die oft beißende Kritik seitens des Paracelsus an der vorherrschenden Lehrmeinung der Humoralpathologie nach Galen und der bloßen Bücherweisheit damaliger medizinischer Gelehrter. Paracelsus hinterließ zahlreiche deutschsprachige Aufzeichnungen und Bücher medizinischen, astrologischen, philosophischen

was er isst.« Neuere wissenschaftliche Untersuchungen legen den Schluss nahe, dass Übergewicht in einem kausalen Zusammenhang zu »falschen Darmbakterien« steht. Selbstverständlich stellen diese nicht die alleinige Ursache für Übergewicht dar. Studien haben aber gezeigt, dass Menschen, die überdurchschnittlich viel Fleisch essen, oft eine große Menge Fäulnisbakterien in ihrem Darm beherbergen. Auch Menschen, die viel Brot zu sich nehmen, ernähren sich nicht optimal. Diese besitzen oft enorme Pilzkulturen.

Pilzbefall wiederum fördert Heißhungerattacken auf Süßes, was ebenfalls neuere Studien belegen. Dies soll so weit gehen, dass selbst das Denken von unserer Darmflora beeinflusst wird. Nicht umsonst sprechen wir vom Darmgehirn, denn nach dem Kopfgehirn befinden sich dort die meisten Nervenzellen. In Tierver-

---

und theologischen Inhalts, die größtenteils erst nach seinem Tod gedruckt wurden.«

suchen wurde sogar nachgewiesen, dass bestimmte Darmbakterien zu verändertem Verhalten führen.

Durch eine regelmäßige Darmreinigung unter Einbezug von Chlorophyll erhält der Körper die Chance, sich von diesen unwillkommenen Fäulnisbakterien und Pilzen weitgehend zu befreien und eine Darmfauna zu bilden, die der Gesundheit zuträglicher ist. Dies ist auch der Grund, warum viele Menschen nach einer seriösen Darmreinigung oft viel Gewicht verlieren.

Weitere Anwendungsgebiete und Nebenwirkungen

Zahlreiche Studien, Forschungs- und Erfahrungsberichte nennen eine lange Liste weiterer positiver Eigenschaften von Chlorophyll. Dazu gehören: schnellere Wundheilung, Minderung von Nasennebenhöhlen-Entzündungen (Sinusitis), Heilung nach kieferchirurgischen Eingriffen und Zahnextraktionen, Minderung von Depressionen und depressiven Verstimmungen, Heilung von Kehlkopfentzündungen, Magengeschwüren, Darmentzündungen, Senkung des Blutzuckerspiegels sowie Bekämpfung von Eisenmangel, Magnesiummangel und anderen Mangelerscheinungen.

Allerdings können auch Chlorophyll und die im Buch genannten Pflanzen Nebenwirkungen haben. Möglich sind allergische Reaktionen (insb. der Haut bei äußerlicher Anwendung), Lebensmittelunverträglichkeiten und damit verbunden Atem- und Verdauungsprobleme. Auch andere Nebenwirkungen sind denkbar.

Aus diesem Grund ist es sinnvoll sich, vor der Einnahme der Präparate mit einem Mediziner seines Vertrauens abzusprechen. Ebenfalls sollte der Arzt klarmachen, dass Berichte über positive Auswirkungen von Chlorophyll keine Heilversprechen für persönliche Krankheiten sind. Jeder Körper ist anders und ein Stoff kann in jedem Körper anders wirken.

Chlorophyll – Lieferanten in der Natur

Chlorophyll kommt in fast allen Pflanzen natürlich vor. Allerdings unterscheidet sich die Konzentration erheblich. Wikipedia listet beliebte in Mitteleuropa angebauten Pflanzen absteigend nach Chlorophyll-Gehalt auf:

	Chlorophyll *a*	Chlorophyll *b*
Grünkohl	189 mg	41 mg
Große Brennnessel	185 mg	173 mg
Petersilie	157 mg	55 mg

Spinat	95 mg	20 mg
Broccoli	26 mg	6 mg
grüne Bohnen	12 mg	4 mg
grüne Erbsen	10 mg	2 mg
Gurke	6 mg	2 mg
Kiwis	1,7 mg	0,4 mg
Weißkohl	0,3–1 mg	0,1–0,2 mg

Wie aus der Tabelle ersichtlich, besitzt die Große Brennnessel den höchsten Anteil an Chlorophyll a und b. Ihre Menge liegt etwa beim Zehnfachen des Gehalts von Brokkoli. Zu den in Europa angebauten Pflanzen mit dem höchsten

Chlorophyllanteil gehört auch Grünkohl.

Obwohl es sinnvoll ist, möglichst viel Chlorophyll aus frisch geernteten Pflanzen zu konsumieren, existieren auf dem Markt ebenfalls Produkte, die im Winter wahre Chlorophyll-Bomben sind. Auch in anderer Hinsicht bieten die obigen Produkte eine willkommene Ergänzung zu einer gesunden Ernährung.

AFA – die grüne Spanalge

Die AFA oder grüne Spanalge wird auch als »Uralge« oder »Blaugrün« angeboten. Es handelt sich dabei um eine Alge, über deren Inhaltsstoffe Wikipedia schreibt:

> *Die AFA-Bakterien liefern 20 (der 25 im menschlichen Körper bekannten) Aminosäuren, darunter die acht essentiellen Aminosäuren. Zusätzlich verfügt das Cyanobakterium über Enzyme und solche*

Vitaminen, Mineralstoffen und Spurenelementen, die als Koenzyme Bestandteil von Enzymen sind. AFA enthält Beta-Carotin (Provitamin A), die meisten B-Vitamine und auch Vitamin E. Des Weiteren haben die AFA-Bakterien, relativ zur Gesamtsubstanz, mehr an essentiellen Fettsäuren als Samen, Nüsse und Algen. Sie enthalten beispielsweise fast soviel Gamma-Linolensäure (GLS) wie Muttermilch.

Der wissenschaftliche Name der AFA ist *Aphanizomenon flos-aquae*. Die im Handel angebotenen Algen stammen fast ausschließlich aus dem Upper Klamath Lake in Oregon (USA). Der See liegt auf einer Höhe von 1262 Metern über dem Meeresspiegel. Nach heutiger Forschung stellt er den Überrest eines weit größeren Ursees aus dem Pleistozän dar, das ab ca. 2.5 Mio. v. Chr. begann. Durch das umgebende vulkanische Gestein sowie viele andere Einflüsse verfügt das Wasser über eine einzigartige mineralische Zusammensetzung. In der AFA-Alge konzentriert sich diese Zusammensetzung in Form von 20 Aminosäuren, Vitaminen, Enzymen und Mineralstoffen.

Spirulina

Die im Handel auch als »Mikroalgen« angebotene Spirulina-Alge[12] ist ebenfalls eine Blaualge, die aber aus Gebieten mit tropischen oder subtropischen Temperaturen stammt. Einige Quellen berichten, dass diese Algenart in Mittelamerika bereits vor über tausend Jahren von den Azteken als Nährstoffquelle angebaut wurde. Auch die Ureinwohner rund um den

---

[12] Wikipedia: »Spirulina ist oxygen photosynthetisch und enthält nur Chlorophyll a, das auch bei Pflanzen vorkommt. Da Spirulina zu den Prokaryoten gehört, ist das Chlorophyll jedoch nicht wie bei den eukaryoten Pflanzen in organisierten Zellstrukturen, den Chloroplasten, lokalisiert, sondern es befindet sich in Membranen, die über fast die ganze Zelle verteilt sind. Spirulina erhält durch weitere Pigmente, die das Chlorophyll-Grün überlagern, einen grünbläulichen Farbton.«

afrikanischen Tschad-See legten entsprechende Algenkulturen an.

Neure Berichte heben immer wieder den hohen Vitamin-B12-Gehalt der Pflanze hervor. Es gibt auch Studien, welche den vermuteten positiven Einfluss auf die Cholesterin-Konzentration im Blut untersuchen. Leider kamen diese bislang zu keinem abschließenden Resultat.

Chlorella

Chlorella[13] wurde erst relativ spät entdeckt.

---

[13] Quelle: www.chlorella-vulgaris.eu (4-2015): »Ihre Zusammensetzung macht Chlorella zu einem wertvollen Nahrungsmittel. Bezogen auf die Trockenmasse enthält sie über 50 % Proteine, sie ist reich an mehrfach ungesättigten Fettsäuren, Mineralien, Ballaststoffen, Vitaminen und Chlorophyll. Sie besitzt mit bis zu 4 % in der Trockenmasse den höchsten Chlorophyllgehalt von allen Nahrungsmitteln. Sie produziert keinerlei toxische Stoffwechsel- oder

Ihre wissenschaftliche Beschreibung als Chlorella Vulgaris erfolgte im Jahr 1889. Melvin Calvin erforschte an ihr die Photosynthese und erhielt dafür 1961 den Nobelpreis.

Es existieren Berichte, wonach Chlorella wegen ihres relartiv geringen Proteingehaltes besonders von Personen mit Blähungen und Darmproblemen gut vertragen wird. Zudem setzt man sie in der Alternativmedizin zur Schwermetallausleitung und Amalgam-Entfernung ein. Seit 1999 gibt es in Deutschland sogar eine ei-

---

Zersetzungsprodukte. Sie enthält außerdem eine große Vielzahl an Phytaminen, darunter Carotinoide, Flavonoide, Polyphenole, Polysaccharide und Glykoproteine. Der Gehalt an diesen hochwertigen natürlichen Inhaltsstoffen steht mit der Beobachtung in Einklang, dass der regelmäßige Verzehr geringer Mengen Chlorella (wenige Gramm) Körperfunktionen, die nicht im Gleichgewicht sind, normalisiert. Diese Effekte sind nicht allein durch die Wirkung der Nährstoffe, der Vitamine und Mineralien erklärbar.«

gene Produktionsanlage für diesen Stoff.

Weizengras

Der wohl bekannteste, nicht im Wasser lebende Chlorophyll-Lieferant ist das Weizengras. Obwohl es in verschiedenen Kulturen seit Menschengedenken eingesetzt wird und in unseren Breitengraden beispielsweise von Heilkundigen wie Hildegard von Bingen Anwendung fand, erlebt es erst in den letzten Jahren eine Renaissance. Ausschlaggebend dürften dabei die Forschungen von Ann Wigmore (1909-1994) gewesen sein.

Ein großer Vorteil der Chlorophyll-Aufnahme durch Weizengrassaft ist die Frische des Produktes. Das Chlorophyll kann quasi »lebend« genossen werden (im Gegensatz zu Algen-Tabletten). Viele Anwender erleben diese Darreichungsform als besonders darmschonend. Zudem fördert diese Substanz ein Darmmilieu, in dem Verpilzungen und Fäulnisbakterien kaum eine Chance haben. Voraussetzung ist natürlich die regelmäßige Einnahme.

Daneben steigert das enthaltene Chlorophyll in Weizengrassaft die Bildung von Hämoglobin im Blut (was sich positiv auf die Sauerstoff- und Nährstoffversorgung der Zellen auswirkt). Weizengrassaft besteht zu etwa zwei Dritteln aus Chlorophyll.

Gerstengras

Gerstengras[14] oder *Barley Grass*, wie es im eng-

---

[14] Wikipedia: »Aufgrund des hohen Nährstoffgehalts findet es auch Verwendung als Nahrungsergänzungsmittel. Dabei werden die Blätter der jungen Gerstenpflanze gefriergetrocknet. Dieses Pulver wird in kühlem Wasser aufgelöst und eingenommen. Der Geschmack erinnert ein wenig an verdünnten Spinat.«

lischen Sprachraum heißt, wird seit über 5000 Jahren zur Getreideproduktion kultiviert. Dass es auch als Grünpflanze konsumiert wurde, lässt sich anhand verschiedener Quellen belegen. So wird berichtet, dass der babylonische Herrscher Nebukadnezar (605-562 v. Chr.) sich in der Zeit seiner Verbannung während sieben Jahren ausschließlich von Gerstengras ernährt habe, um Gesundheit und geistige Klarheit zu erreichen.

In der Tat weist Gerstengras abhängig vom Boden, auf welchem es angebaut wird, eine beeindruckende Vielfalt an Vitaminen, Mineralstoffen und Aminosäuren auf. In der Alternativmedizin wird Gerstengras als Bio-Katalysator für alle Stoffwechselprozesse eingesetzt. Daneben findet es auch Anwendung in der Therapie von Bluthochdruck. In China bilden Gersten- und Weizengras sogar wichtige Bestandteile der im Frühjahr durchgeführten Fasten- und Reinigungskuren.

Alfalfa – die Luzerne

Die Luzerne ist eine Kulturpflanze, die seit etwa dreitausend Jahren als Futterpflanze für Nutztiere kultiviert wird. Aus Marketinggründen preist man sie in unseren Breitengraden aber oft als »Alfalfa« an. Kein Wunder, denn wer möchte schon eine Tierfutter-Pflanze konsumieren? – Natürlich Menschen, denen ihre Gesundheit wichtig ist!

Die Araber schätzen die Luzerne schon seit Jahrhunderten wegen ihrer vitalisierenden Wirkung. Sie enthält viele Vitalstoffe wie Vitamine, Mineralstoffe, Spurenelemente und Chlorophyll. Außerdem hilft sie, den Säure-Basen-Haushalt auszugleichen.

Doch gerade bei der Alfalfa sollte der Konsument besondere Vorsicht walten lassen, vor allem bei No-Name-Produkten oder Waren aus Übersee. In den USA wurde 2005 die erste gentechnisch veränderte Alfalfa-Pflanze als Nahrungsmittel zugelassen. In weiteren Ländern gibt es vergleichbare Entwicklungen.

Ginkgo biloba

Der Ginkgo[15] wird auch als »lebendes Fossil«

---

[15] Wikipedia: »Verwendung finden Spezialextrakte aus den Ginkgoblättern. Diese sind an den erwünschten Wirkstoffen (Ginkgolide, Terpenlactone) angereichert, an den unerwünschten Stoffen (besonders Ginkgolsäure) abgereichert. Die Kommission E kennzeichnet den Trockenextrakt aus Ginkgoblättern mit einem Droge-Extrakt-Verhältnis von 35:1 bis 67:1; einem Gehalt von 22 bis 27 % Flavonglykosiden und 5 bis 7 % Terpenlactonen; und unter 5 ppm Ginkgolsäure. Die Definition von Ginkgotrockenextrakt (Ginkgo extractum siccum raffinatum et quantificatum) nach dem Europäischen Arzneibuch ist sehr ähnlich. Für die Behandlung von Demenz sind in Deutschland nur derartige Extrakte verkehrsfähig. Die meisten pharmakologischen Untersuchungen wurden mit den Extrakten EGb 761 und LI 1370 durchgeführt. Bei Ginkgo-

bezeichnet, da er die letzte überlebende Art einer in der Urzeit weitverbreiteten Pflanzenfamilie ist. Tatsächlich scheint diesem Baum eine geradezu fantastische Lebenskraft innezuwohnen. So hat ein Ginkgo-Baum, der nur etwa einen Kilometer vom Atombombenabwurf-Ort in Hiroshima stand, den damaligen Feuersturm überlebt und grünt noch heute.

Die traditionelle chinesische Medizin nutzt Ginkgo-Samen unter anderem bei Asthma, Tuberkulose sowie Nierenerkrankungen. Wiederum werden Ginkgo-Blätter wegen ihres Chlorophyll-Gehalts in der Geriatrie zur Verbesserung von Gedächtnis und Konzentrationsvermögen eingesetzt. Durch das Chlorophyll lassen sich die Fließeigenschaften des Blutes bis in die feinsten Kapillar-Gefäße verbessern.

---

basierten Nahrungsergänzungsmitteln, etwa aus Supermärkten oder aus Drogerien, ist die gewünschte Wirksamkeit unklar, da deren Qualität oft fragwürdig ist und wissenschaftliche Studien fehlen.«

Weiterhin verfügt Ginkgo biloba über stark antioxidative Eigenschaften, was für die Bekämpfung freier Radikale wichtig ist.

Green Smoothies

Green Smoothies erfreuen sich immer größerer Beliebtheit. Dies ist ein gesunder Trend, denn die Inhaltsstoffe werden gleich nach der Produktion konsumiert, weshalb Oxidation sie kaum verderben kann. Dies setzt allerdings voraus, dass die Green Smoothies selbst hergestellt werden. Gekaufte Getränke sind bestenfalls eine Notlösung.

Green Smoothies heißen »green«, also »grün«, weil ihre zentralen Bestandteile stark chlorophyllhaltige Pflanzen wie Spinat, Grünkohl, Brokkoli, Petersilie, Weizen- oder Gerstengras o. ä. sind. Diese können durch Früchte oder Gemüse ergänzt werden. Gebräuchlich sind besonders Früchte wie Orangen, Kiwis, Äpfel, Bananen, Mangos oder Birnen. Wer die Möglichkeit hat, kann auch Aloe-Gel mit verarbeiten.

Die Pflanzenbestandteile werden gemeinsam mit Wasser in einen Standmixer gefüllt und dann püriert. Gerade bei Green Smoothies sollte man einen Hochleistungsmixer mit mindestens 25.000 Messerumdrehungen einsetzen. Nur bei einer entsprechend hohen Frequenz werden die einzelnen Pflanzenzellen so aufgeschlossen, dass das Chlorophyll sozusagen »unverpackt« vorliegt und dadurch besonders gut vom Körper aufgenommen werden kann. Ein herkömmlicher Haushaltsmixer ist in vielen Fällen für einen Bruchteil der Kosten zu erwerben, aber für die Herstellung vollwertiger Green Smoothies ungeeignet.

Worauf Sie achten sollten

Wer sich im Internet umschaut, findet dort Hunderte von Chlorophyll-Produkten. Werden noch die Produkte hinzugezählt, die auf einer der genannten Pflanzen wie Spirulina, Chlorella, Weizengras, Gerstengras oder Ginkgo basieren, geht die Zahl der angebotenen Mittel in die Tausende.

Selbstredend sind nicht alle Produkte gleich gut. Wie auch in meinen anderen Ratgebern warne ich generell von billigen No-Name-Waren. Viele davon enthalten nicht das, was sie behaupten, oder wenn, dann in unzureichender Menge. Viel gravierender ist aber, dass manche davon gesundheitsschädliche Zusatzstoffe enthalten, die in einigen Fällen sogar zu allergischen Reaktionen führen können.

Wer seinen Chlorophyll-Bedarf nicht ausschließlich aus selbst angebauten, chlorophyllreichen Pflanzen oder Gewächsen aus biologischem Anbau decken will, der sollte bei der Wahl seiner Nahrungsergänzungsprodukte zumindest darauf achten, diese nur von einem namhaften Anbieter zu erwerben, der die Inhaltsstoffe detailliert ausweist. Daneben sollten Sie auch die Konzentration des gewünschten Vitalstoffes Chlorophyll berücksichtigen. In vielen Fällen erklärt dies die erheblichen Preisunterschiede und im Zweifelsfall ist ein Produkt mit doppeltem Preis pro Gramm günstiger als jenes, von dem Sie die dreifache Menge einnehmen müssen, um denselben Anteil Chlorophyll aufzunehmen und damit dieselbe Wirkung zu erzielen.

Literaturverzeichnis

- Arndt, U.: Spirulina, Chlorella, AFA-Algen: Lichtvolle Power-Nahrung für Körper und Geist, 2003, H. Nietsch
- Berner, H.-G.: An vollen Töpfen verhungern, 1997, Medi Verlagsgesellschaft
- Bertram, Dr. K.: Spirulina – Die Wunderalge – Anbau, Vorkommen und Zucht, sensationelle Studienergebnisse, Krankheiten vorbeugen und bekämpfen, o. J., Amazon Media
- Grillparzer, M.: Simple Detox: Das 7-Tage-Entgiftungsprogramm, 2013, Gräfe und Unzer, 5. Auflage
- Jester, F.: Arginin. Der natürliche Kraftstoff für Blut, Kreislauf und Gesundheit, 2010, Verlag Marina Jester
- Jester, F.: Chlorophyll – Das grüne Blut, Marina Jester Verlag, 2014
- Liebke, Dr. F.: Doktor Chlorella! Die Alge

fürs Leben. Kompendium zur Mikroalge Chlorella, Remerc & Lheiw verlagskontor, 2007
- Loede, P: Schlank mit Weizengras: Die Gruene-Smoothie-Weizengras-Kur, Amazon Media, 2014
- Meyer, Marianne E.: Sonnenkraft mit dem blaugrünen Lichtträger Spirulina, 2002, Windpferd, 2. Auflage
- Mutter, Dr. J.: Grün essen!: Die Gesundheitsrevolution auf Ihrem Teller, 2013, VAK, 3. Auflage
- Opitz, Ch.: Befreite Ernährung, 2013, H. Nietsch, 5. Auflage
- Rahn-Huber, U.: Spirulina & Chlorella: Gesund und fit mit Mikroalgen, 2015, Riwei
- Simonson, B.: Gerstengrassaft: Verjüngungselixier und naturgesunder Power-Drink. Wildpferd, 15. Auflage, 2012
- Simonson, B.: Die Heilkraft der Afa-Alge – Vitalität für Körper und Geist, 2000, Goldmann

- Ulmer, G.A.: Gesundheitswunder Chlorophyll: Gespeicherte, gesundheitsspendende Sonnen- und Heilkraft, Ulmer, G A, 1997
- Wagner, W.: The Chlorophyll Supplement: Alternative Medicine for a Healthy Body, 2013, Health Collection
- Wolfe, D.: Superfoods – die Medizin der Zukunft: Wie wir die machtvollsten Heiler unter den Nahrungsmitteln optimal nutzen, Goldmann, 2015